BEI GRIN MACHT SICH IHR WISSEN BEZAHLT

- Wir veröffentlichen Ihre Hausarbeit,
  Bachelor- und Masterarbeit

- Ihr eigenes eBook und Buch -
  weltweit in allen wichtigen Shops

- Verdienen Sie an jedem Verkauf

Jetzt bei www.GRIN.com hochladen und kostenlos publizieren

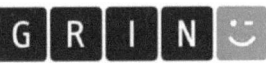

Bibliografische Information der Deutschen Nationalbibliothek:

Die Deutsche Bibliothek verzeichnet diese Publikation in der Deutschen National-
bibliografie; detaillierte bibliografische Daten sind im Internet über http://dnb.d-
nb.de/ abrufbar.

Impressum:

Copyright © 2015 GRIN Verlag
Druck und Bindung: Books on Demand GmbH, Norderstedt Germany
ISBN: 9783668911024

Dieses Buch bei GRIN:

https://www.grin.com/document/459361

Benjamin Schmidt

Praxiseinsatz ambulante Pflege mit NANDA Pflegediagnosen anhand eines Fallbeispiels

GRIN Verlag

Inhaltsverzeichnis

1   Einleitung

In der folgenden Arbeit handelt es sich um eine Falldarstellung einer Klientin aus der ambulanten Pflege. Zu Beginn werden die Stammdaten, Medikamente und medizinischen Diagnosen der Klientin aufgelistet. Anschließend folgt der Grund für die Unterstützung des ambulanten Pflegedienstes. Weitere Informationen werden dann anhand des Gordon Assessment 2003 geschildert und die Auswertung der Assessmentinstrumente analysiert. Zuletzt werden Pflegediagnosen gestellt, sowie entsprechende Ziele und Maßnahmen festgelegt.

2.   Erster Eindruck

Frau L. öffnet nach einmaligem Klingeln ihre Haustür und begrüßt die Studenten mit mäßigem Händedruck. Sie erzählt, dass sie die Studenten bereits erwartet habe und bittet sie in ihre Wohnung einzutreten. Frau L. hält mit den Studenten Augenkontakt und trägt eine Brille mit Milchglas am linken Auge. Sie ist der Jahreszeit entsprechend gekleidet und ihre Haare machen einen sauberen und gepflegten Eindruck.

2.1   Stammdaten von Fr. L.

Name: Fr. L   Pflegestufe: 1   seit einer Woche
Religion: evangelisch   Beruf: Arbeiterin im Emaillierwerk
Alter: 87 J.   Geburtsjahr: 1927
Familienstand: verwitwet   Wohnsituation: alleine
Kinder: 1 Sohn (Vollmacht für Finanzen)
Gewicht: 70 kg ;   Größe 1,57m;   BMI: 28,39 kg /m2
Kontakte: Sohn, Schwiegertochter und Nachbarn
Hilfsmittel:
-Treppenlifter   -Duschstuhl
-Rollator   -Kompressionstrümpfe (Klasse 2)
-Unterarmgehstütze, Gehstock
-Brille
-Greifhilfe

2.2   Anlass für die ambulante Versorgung

Fr. L. nimmt laut eigener Aussage seit ca. 2 Jahren ambulante Hilfe in Anspruch. Seit dieser Zeit kommt der ambulante Pflegedienst und leistet Hilfe beim An/Ausziehen von den Kompressionsstrümpfen. Seit kurzem erhält Frau L. 2x wöchentlich Unterstützung beim Duschen, da ihr die Pflegestufe 2 zugesprochen wurde.

2.3   Medizinische Diagnosen und Medikamente

Medizinische Diagnosen entsprechend der ärztlichen Dokumentation:

-Diabetes mellitus Typ 2

-Z. n. Synkope 2004

-Kreislaufregulationsstörungen

-Hypertonie

-Vorhofflimmern

-Klappeninsuffizienz

-chr. Niereninsuffizienz Stadium 3

-Altersdepression

-Belastungsdyspnoe

-Belastungsangina pectoris

-Differentialdiagnose KHK

-Degeneratives BWS Syndrom

-Miktionsstörungen

-Spondylarthrose

-Zust. nach Vaginalplastik 1993

-Osteochondrose

-Hüfte re zementiert TEP 2010

-Hüfte links TEP 2013

-TEP 2007 Knie re

Medikamente entsprechend der ärztlichen Dokumentation:

-Metformin 1000mg Tabl.   1   0   0   1

Indikation: Diabetes mellitus Typ 2, vermindert Darmresorption und Zuckerneubildung in der Leber

NW: Magen- Darm Beschwerden, Durchfall, Übelkeit, Erbrechen, wird nach dem Essen eingenommen

KI: Lactatazidose WW: mit Alkohohl, Betablockern, Antikoagulantien

Vgl. (Jelinek 2013, 231-233)

-Xelevia 25mg Tbl. 0 0 1 0

Wirkstoff: Sitagliptin aus der Reihe Gliptine (Inkretinverstärker)

Indikation: Stimmuliert Insulinbildung bei erhöhtem Blutzucker KI: Lactatazidose

Vgl. (Jelinek 2013, 231-233)

-Simvastatin 20mg Tabl. 0 0 1 0

Indikation: senkt Cholesterin und Triglyzeride, Einnahme abends

NW: Magen- Darm Beschwerden, Hautreaktionen, Schädigungen Leber, Muskeln

KI: Leber, Nieren und Muskelschäden WW: Warfarin, Ciclosporin

Vgl. (Jelinek 2013, 234-235)

-Euthyroxin 75 mg Tabl. 1 0 0 0

Indikation: bei Hypothyreose, wirkungsgleich wie Schilddrüsenhormon L-Thyroxin (T4), wird morgens nüchtern (30 min vor Essen) eingenommen, Beim Frühstück keine Milchprodukte NW: bei zu hoher Dosis Tachykardie, Zittern, Schlaflosigkeit

Vgl. (Jelinek 2013, 150)

-ASS 100mg Tabl. 0 1 0 0

Indikation: Acetylsalicylsäure ist ein Thrombozytenaggregationshemmer (hemmt die Zusammenballung von Thrombozyten). Wird meist zur Prophylaxe von Insulten oder Myokardinfarkten eingesetzt. NW: Magenbeschwerden und Magenblutungen sowie Ulcera. KI: bei Magen-Darm Ulzera, asthmatisch/allergischen Reaktionen.

Vgl. (Jelinek 2013, 188-196)

-Bisoprolol 5mg Tabl. 0 1 0 0

Wirkmechanismus: Betablocker (Reninausscheidung sinkt, Herzzeitvolumen wird verringert) Indikation: arterielle Hypertonie NW: Schwindel, Schwäche, Synkope, Sehstörungen, Müdigkeit

KI: Alkohol, Asthmaanfälle, CAVE: Es kann zu Hypoglykamien kommen, regelmäßig BZ messen. Einnahme: unzerkaut, unabhängig von Mahlzeiten

Vgl. (Jelinek 2013, 180-182)

-Ramipril 5 mg Tabl. 0,5 0 0 0

Wirkmechanismus: ACE- Hemmer, hemmen das ACE, sodass weniger Angiotensin 2 und Aldosteron gebildet wird. NW: Schwindel, Kopfschmerzen, Geschmacksstörungen, Angioödem (Hals- und Schleimhautschwellung), trockener Reizhusten (lässt normalerweise nach einigen Wochen nach), Hyperkaliämie, Sturzgefahr ist erhöht

Einnahme: unabhängig von den Mahlzeiten

Vgl. (Jelinek 2013, 180-182)

-Pantoprazol 20mg Kbs.   1   0   0   0

Protonenpumpenhemmer: hemmen die Bildung von Wasserstoffprotonen und

unterdrücken somit die Magensäureproduktion, für Magenschutz   Einnahme: 30-60

min vor dem Essen nüchtern.

Vgl. (Jelinek 2013, 211-212)

-Magnesium Dragee   0   0   0   1

Gegen Muskelkrämpfe   NW: kann zu Durchfall führen.

-Ibuprofen 400mg   Tbl.   0,5   0   0,5   0

CAVE: Einnahme nie gleichzeitig mit ASS 100. Hebt dessen Wirkung auf. ASS immer

eine Stunde vorher nehmen. NW: siehe Diclofenac

Vgl. (Jelinek 2013, 82-84)

-Nitrofurantoin 100mg   Kbs.   1   0   0

noch nicht aufgeführt im Medikamentenplan. Die Klientin zeigte dem Erhebenden

die Medikamentenverpackung.

Antibiotika zur Behandlung von Harnwegsinfekten. NW: Müdigkeit, Übelkeit,
Appetitlosigkeit, Erbrechen

Bedarfsmedikation:

-Nitrolingual Spray   **bei Bedarf alle 10 min**

Wirkmechanismus: Nitrate (Nitroglycerin) erweitern Venen und Arterien und senken

somit den RR und die Vor- sowie Nachlast des Herzens.   Einnahme: bei Angina

pectoris Anfällen oder hypertensiven Krisen das Ventil vorher zum Test betätigen bis

ein Hub herauskommt. Dann Atem anhalten und im Abstand von 30 Sekunden unter die

Zuge sprühen. Nach 10 Minuten sollte Besserung eintreten. Bei häufiger Anwendung

ca. 12 h Nitratpause machen, da der Körper sich an das Medikament gewöhnt und es

dann nicht mehr wirkt.   NW: Nitratkopfschmerz, CAVE: Kollaps, Synkope

-Berudual Spray   **1 x tgl. bei Luftnot**

Fenoterol: kurz wirksame ß Sympathomimetika bei Atemnot

Vgl. (Jelinek 2013, 273)

-Novaminsulfon Tropfen   bis zu 4 x 35 Tropfen tgl. bei Schmerzen

Metamizol: Phenazone: gute Verträglichkeit, gegen Koliken, Fieber, Schmerzen, Entzündungen CAVE: Schock, Agranulozytose

Vgl. (Jelinek 2013, 83-85)

-Tramabeta 200mg Tabl.   bis 2x 1 bei Schmerzen

Schwaches Opioid: Tramadol   NW: Verstopfung, Übelkeit, Erbrechen CAVE: Atemdepression

Vgl. (Jelinek 2013, 78)

-Diclofenac 75 mg   Kbs.   bei Schmerzen bis 2 x 1 tgl.

NSAR: Hemmung der Prostaglandinsynthese   Indikation: Rheumatische- und Knochenschmerzen   NW: Magenbeschwerden, Sodbrennen, Gefahr Ulcus und Magenblutung.

Vgl. (Jelinek 2013, 83-85)

2.4.   Assessmentleitfaden für Erwachsene nach Gordon 2013

2.4.1   Wahrnehmung und Umgang mit der eigenen Gesundheit

Selbsteinschätzung:

Fr. L. beschreibt ihren eigenen Gesundheitszustand durch die Aussage: „Sie müsse zufrieden sein, in dieser Situation. Anderen Leuten ginge es schlechter."

Sie erzählt, dass sie ihre Schmerztabletten- Bedarfsmedikation nicht einnimmt. Sie versuche ohne zusätzliche Medikation auszukommen und behandle ihre Schmerzen mit Franzbrandwein-Einreibungen (siehe Kognition und Perzeption -> *Hier besteht weiterer Erhebungsbedarf).* Ihre Dauer-Medikation nimmt sie nach ärztlicher Verordnung und stellt diese selbstständig. Frau L. erzählt, dass sie im Kindesalter auf eine Glasscherbe gefallen sei und sich dabei den Mittelfinger an der linken Hand verletzt habe. Die Sehne wurde damals durchtrennt. Frau L. gibt an, vor ca. 2,5 Monaten zuletzt gestürzt zu sein *(Hier muss noch nach den Auswirkungen des Sturzes und der Sturzursache gefragt werden).*

Fremdeinschätzung:

Die Menge der Medikamente morgens, mittags, abends und nachts wurde vom Erhebenden kontrolliert und stimmt überein.

2.4.2   Ernährung und Stoffwechsel

Selbsteinschätzung:

Fr. L. isst gerne Brot mit Käse, Magerquark oder Marmelade. Wurst isst Frau L. nicht. Sie nimmt gerne Obst zu sich. Sie erläutert jedoch, dass sie wegen ihrer Zuckerkrankheit nicht viel Obst essen darf. Zum Mittag kocht sie sich selbst gerne Fleisch, Fisch, Gemüse, Kartoffeln, Nudeln oder Reis. Sie trinkt im Sommer meist 2 Liter und im Winter ca. 1,5 Liter Wasser täglich.

Sie gibt, an Anfang des Jahres fast 80 kg gewogen zu haben. Im Oktober wiegt sie 70kg. Sie erzählt, dass sie alles Essen kann, aber wenig Appetit hat.

Am Ober- und Unterkiefer sind Prothesen vorhanden. Frau L. erzählt, dass sie „unten" noch 5 eigene Zähne und am Oberkiefer einen Stiftzahn hat.

Fremdeinschätzung:

Auf dem Esstisch im Wohnzimmer stehen eine Schale mit Obst und eine zur Hälfte gefüllte Wasserflasche. *Die Daten Erhebende kann in einer zweiten Erhebung ein Datum und eine Füllmarkierung auf der Wasserflasche anbringen, um die Aussage zum Trinkverhalten zu überprüfen, oder ein Trinkprotokoll von der Patientin erstellen lassen.*

2.4.3   Ausscheidung

Selbsteinschätzung

Fr. L. gibt an, meist 1-2 x täglich Stuhlgang zu haben. Auf jeden Fall jedoch jeden zweiten Tag. Sie hat kein Problem damit den Stuhlgang zu halten. Abführmittel nimmt sie nicht.

Frau L. kann ihren Urin nicht halten. Sie bemerkt den Drang. Nachts ist das für sie ein großes Problem, weil sie stündlich zur Toilette geht und ihre Einlage bzw. Einlage und Pants wechselt. Mit der Handhabung der Reinigungsutensilien und den Materialien zur Kontinenz Förderung kommt sie gut zurecht.

Fremdeinschätzung:

Die Toiletten befinden sich direkt neben dem Schlafzimmer und neben dem Wohnzimmer. Frau L. besitzt noch zwei Kartons Einlagen und Pants.

2.4.4 Aktivität und Bewegung

Selbsteinschätzung:

Frau L. ist in der Lage kleine Strecken (ca. 200 m) mit ihrem Rollator zu gehen. Unterstützung im Haushalt erhält Fr. L. von ihrem Sohn und der Schwiegertochter, welche ihre Wohnung reinigen und den Einkauf erledigen. Das Waschen und Trocknen der Kleidung übernimmt Frau L selbst.

Das An- und Auskleiden übernimmt sie selbst, lediglich beim Anziehen der Kompressionsstrümpfe (Klasse 2) erhält sie Unterstützung vom Pflegedienst. Das Hochziehen ihrer Hose erledigt sie selbstständig mit Hilfe einer Greifzange. Weiterhin gibt sie an, kleinere Näharbeiten per Hand an ihrer Kleidung durchzuführen.

Das Duschen übernimmt Frau L. zum Teil selbstständig. Nur beim Waschen des Rückens und der Beine benötigt sie Hilfe. Sie möchte nicht baden, weil Frau L. einmal Probleme hatte aus der Wanne zu steigen. Die tägliche Waschung führt sie selbstständig mit dem Waschlappen am Waschbecken durch und cremt sich anschließend mit Nivea-Lotion ein.

Fremdeinschätzung:

Beim Treppensteigen bewegt sie sich langsam und hat Luftnot (Dyspnoe). Frau L. zeigt ein wackeliges Gangbild.

Das Empfindungsvermögen des linken Ringfingers ist intakt, eine aktive Bewegung ist jedoch nicht möglich (Siehe Bewegungsanalyse).

2.4.5 Schlaf und Ruhe

Selbsteinschätzung:

Frau L. ruht tagsüber häufig auf der Couch und hält hin und wieder ein Schläfchen. Im Sommer sitzt sie viel im Garten. Frau L. schläft nachts nicht viel, da sie stündlich durch ihre Urininkontinenz Störung erfährt. Sie legt sich gegen ca. 20.30 Uhr ins Bett und steht gegen 5.00Uhr auf.

2.4.6   Kognition und Perzeption

Selbsteinschätzung:

Frau L. gibt an, nicht so gut zu hören wenn leise gesprochen wird. Ein Hörgerät möchte sie nicht, da ein Bekannter ein Hörgerät hat, welches ständig rauscht. Auf dem linken Auge ist Fr. L. blind und auf dem rechten ebenfalls sehbeeinträchtigt. Sie sieht manchmal alles vernebelt und hat häufig Probleme mit dem Kleingedruckten. Frau L. erzählt, dass sie bei Schmerzen ein Papiertuch mit Franzbrandwein tränkt und sich damit den Rücken und die Beine so gut es geht einreibt. Die Frage: „Wie stark sind ihre Schmerzen von 1-10? (1= wenig und 10 sehr viel)", beantwortet sie mit: „ Das hat alles keinen Zweck! Ich habe ja gesagt, dass es momentan so geht und ich nicht mehr Schmerztabletten brauche."

Beobachtung:

Beim Screening nach LACHS merkt sie sich 2 von 3 Begriffen. Den MMSE lehnt sie ab. Höreinschränkungen wurden durch leises Sprechen bestätigt.

2.4.7   Selbstwahrnehmung und Selbstbild

Selbsteinschätzung:

Frau L. gibt an, dass sie am liebsten einfach so einschlafen möchte und bezieht diese Aussage auf ihre Gesamtsituation. Sie fühlt sich nicht einsam.
Die GDS beantwortet sie bis auf eine Frage (Siehe GDS).

2.4.8   Rollen und Beziehungen

Selbsteinschätzung:

Fr. L. fühlt sich nicht alleine, weil sie regelmäßig Besuch bekommt. Ihr Hausarzt kommt alle 2 Wochen ins Haus. Der Pflegedienst kommt 2 x täglich. Ihr Sohn besucht sie jeden Tag nach der Arbeit. Sie hat einen guten Kontakt zu Sohn/Schwiegertochter und den 2 Enkelkindern. Manchmal kommen Nachbarn und Freunde vorbei.
Als ihr Sohn ca. 5 Jahre alt war, erzählt Frau L., hatte sie einen schweren Fahrradunfall. Dabei wurde ihr linkes Auge verletzt. Seitdem ist sie auf diesem Auge blind (ca. 1970). Der Unfall war für sie so schlimm, dass sie dabei bewusstlos geworden ist. Sie ist nach ein paar Wochen Krankenhaus wieder nach Hause gekommen, um ihren Ehemann nicht mit der Versorgung des Sohnes nicht alleine zu lassen. Ihr Mann hatte damals zu ihr

gesagt: „Komm doch wieder nach Hause, der kleine braucht dich. Er hat Sehnsucht nach dir!"

Beobachtung:

Fr. L. ist Aussiedlerin aus Jugoslawien. Sie ist im Siedlerbund und erhält einmal pro Monat die Siedlerzeitschrift.

2.4.9   Sexualität und Reproduktion

Selbsteinschätzung:

Der Ehemann von Fr. L. ist vor 30 Jahren verstorben. Sie hatte keine Fehlgeburten und hat nur einen leiblichen Sohn. *Hier muss gefragt werden ob der Wunsch nach einem neuen Partner besteht.*

2.4.10   Bewältigungsverhalten und Stresstoleranz

Selbsteinschätzung:

Die Beweglichkeit von Fr. L. habe in den letzten 2 Jahren abgenommen. *Hier muss nach den Bewegungen, die sie nicht mehr kann gefragt werden.*
Ihr nächster Ansprechpartner und engste Vertrauensperson sei ihr Sohn.
Frau L. sagte: „Ich habe mich an die Situation gewöhnt und darf mich nicht beschweren. Anderen Leuten geht es noch schlechter als mir!"

2.4.11   Werte und Überzeugungen

Selbsteinschätzung:

Fr. L. gehört der evangelischen Glaubensgemeinde an und ist früher gerne in die Kirche gegangen. Jetzt schafft sie es nicht mehr die Strecke zu Fuß zu gehen. Ihr Nachbar hat sie bis vor ein paar Monaten immer mit dem Auto abgeholt. Fr. L. sagt sie wolle ihm aber nicht immer zur Last fallen. *Hier muss der Grund der Veränderung genauer erfragt werden.*

2.5   Assessmentinstrumente, kriteriengeleitete Erhebungsbögen, Screening

1. Geriatrisches Screening: *Vgl. (AGAST 1995, 19)*

Auffälligkeiten bestehen bei:

-dem Sehen   -Hören   -der Blasenkontinenz   -Ernährungssituation

-kognitiver Status (2 von 3 Begriffen richtig)   -Depression   -Medikamente

-Sturz   -Schmerzen

2. Erhebungsbogen Soziale Situation: *Vgl. (AGAST 1995, 36)*

Gesamt: 16 Punkte

Grenzwertige Gefährdung

Bei Erhöhung der Pflegebedürftigkeit besteht die Gefahr, dass es in einzelnen Bereichen zu Veränderungen kommt, wodurch eine Kontaktaufnahme mit einem Sozialdienst notwendig werden kann. *Hier bedarf es noch mehr Informationen durch beispielsweise Angehörige.*

3. Wohnsituation: *Vgl. (AGAST 1995, 36)*

Gesamt: 8 Punkte

Selbsteinschätzung: Frau L. ist sehr zufrieden mit ihrer Wohnsituation.

Fremdeinschätzung: Die Wohnung von Frau L. ist inkl. Bad nicht rollstuhlgängig. Die nächste Bushaltestelle ist weiter als 1 km entfernt.

4. Ökonomische Verhältnisse: *Vgl. (AGAST 1995, 36)*

Gesamt: 2 Punkte

Selbsteinschätzung: Sie sagt, dass sie sparsam leben muss.

Fremdeinschätzung: Im Haus mangelt es nicht an Kleidung oder Nahrung.

5. Barthel Index   *Vgl. (AGAST 1995, 21)*

80 von 100 Punkten wurden erreicht. Es besteht geringe Pflegeabhängigkeit.

Einschränkungen bestehen bei der Körperpflege, Baden, Gehen auf der Flurebene und der Urinkontrolle.

6. Mini Mental State Examination (MMSE): *Vgl. (AGAST 1995, 29)*

Das MMSE wurde nach Frage Nummer 6 abgebrochen!

Frage 1-5 wurde korrekt beantwortet/ Frage 6 falsch (Antwort: Deutschland)

Frau L. zeigte eine ablehnende Haltung gegenüber dem Test durch Schweigen und winkende Handbewegungen. *Hier ist eine beginnende Demenz sehr wahrscheinlich.*

7. Geriatrische Depressions-Skala (GDS) *Vgl. (AGAST 1995, 34)*

Bei der Depressions-Skala hat Frau L. 5 Punkte erreicht

Die GDS kann aufgrund einer nicht beantworteten Frage zur kognitiven Leistungsfähigkeit nicht abschließend bewertet werden. Das Ergebnis ist grenzwertig. Eine depressive Stimmung ist allerdings wahrscheinlich.

Frau L. sagt, sie fühle sich oft hilflos und bleibe zu Hause. Sie wolle am liebsten einschlafen.

8. Timed Up & Go *Vgl. (AGAST 1995, 41)*

Die Strecke wurde in 24,75 S. ohne Hilfsmittel zurückgelegt (Beobachtung). Das Ergebnis ist ausreichend um eine um eine Straße sicher zu überqueren. Sie ist allerdings gefährdet, weitere Einschränkungen in der Beweglichkeit zu erleiden.

9. Bewegungsanalyse *Vgl. (Beckmann 2011)*

Aufgrund von Zeitmangel wurde die Bewegungsanalyse nur im Sitzen durchgeführt

Der linke Ringfinger kann nur passiv bewegt werden. Außerdem bestehen Verdickungen an den Grund-, Mittel- und Endgelenken der Zeige- Mittel- und Ringfinger beider Hände.

Die Flexion des rechten Knie ist nicht komplett möglich.

Fr. L. kann ihren Oberkörper nicht komplett beugen.

Viele Bewegungsanweisungen führt Fr. L. nach Aufforderung durch. Einige Bewegungen mussten vorgemacht werden.

10. Checkliste Hautbeobachtung   *Vgl. (Beckmann 2009)*

Beobachtung:

-Gesamtes Hautbild: faltig. dünn, leicht trocken und mit Altersflecken

-Am li. Ellenbogen 0,3cm Durchmesser breite Verkrustung

-8 Altersflecken am Rücken ca. 0,2cm Durchmesser

-An der Hüfte rechts und links sowie dem Knie links sind Narben vorhanden.

-Sie hat Gänsehaut bei Kälte.

-Das linke Auge weißt eine Trübung auf.

Selbsteinschätzung:

Die Einreibung mit Nivea-Lotion nach dem Duschen wird von ihr gut vertragen und als angenehm empfunden.

3   Abgeleitete Pflegediagnosen

Diagnose 1: Dranginkontinenz   S. 217

Bestimmende Merkmale:	spürt Drang
	Kann Urin nicht halten
Beeinflussender Faktor:	Vaginalplastik
	Häufiges Auftreten des Drangs vor allem nachts (stündlich)

Diagnose 2: Schlafstörung S. 242

Bestimmende Merkmale: sie berichtet über Durchschlafstörungen

Beeinflussende Faktoren: Unterbrechungen des Schlafes durch Inkontinenz in der Nacht. Sie ruht dafür am Tag auf der Couch.

Diagnose 3: Beeinträchtigte Gehfähigkeit S. 244

Bestimmende Merkmale: Beeinträchtigte Fähigkeit Strecken von über 200 Meter zu gehen.

Beeinflussende Faktoren: begrenzte Ausdauer

Diagnose 4: Gefahr einer kardialen Durchblutungsstörung S. 260

Risikofaktoren: Diabetes mellitus

KHK

hat ein Nitro- Spray

Diagnose 5: Gefahr einer peripheren Durchblutungsstörung S. 261

Risikofaktoren: Alter (87 J.)

Diabetes mellitus

Hypertonie

Diagnose 6: Gefahr einer renalen Durchblutungsstörung S. 262

Risikofaktoren: Alter 87J.

Diabetes

Weibliches Geschlecht

Hypertonie

Niereninsuffizienz Stadium 3

Diagnose 7: Verminderte Herzleistung S. 264

Bestimmende Merkmale: Müdigkeit

Dyspnoe

Beeinflussende Faktoren: Belastungsdyspnoe

Belastungsangina pectoris

Differentialdiagnose KHK

Hypertonie

Vorhofflimmern, Klappeninsuffizienz

Diagnose 8: Gefahr einer zerebralen Durchblutungsstörung S. 263

Risikofaktoren: Hypertonie

Diabetes mellitus

Klappeninsuffizienz

Kreislaufregulationsstörungen

Vorhofflimmern

Diagnose 9 : Selbstversorgungsdefizit Körperpflege S. 273

Bestimmende Merkmale: Unfähigkeit die Füße und den Rücken zu waschen

und abzutrocknen.

Beeinflussende Faktoren: Muskuloskeletale Beeinträchtigung im Becken und in der

Rückenmuskulatur.

Diagnose 10 : Beeinträchtigte Gedächtnisleistung S. 281

Bestimmende Merkmale: ist vergesslich geworden

Unfähigkeit sich an sachliche Informationen zu erinnern

Siehe MMSE 2 von 3 Begriffen

Diagnose 11: Wissensdefizit S. 291

Bestimmende Merkmale: Fehlendes Wissen zum Thema Schmerz (Einreibungen mit

Franzbrandwein statt Bedarfsmedikation)

Ungenaue Testdurchführung (Gibt keine Information zur

VRS)

Nimmt selten Bedarfsmedikation

Fehlendes Wissen zu Hörgeräten

Beeinflussende Faktoren: Mangelndes   Erinnerungsvermögen,   ist   vergesslich

geworden

Diagnose 12: Chronischer Kummer S. 370

Bestimmende Merkmale: drückt Hilflosigkeit aus

Beeinflussende Faktoren: Tod Ehemann vor 30 J.

Erlebt Verschlechterung der Bewegungsfähigkeit und

Kontinenz

Hohes Alter

Erschwerte Teilnahme am Gottesdienst

Hat wenig Appetit

Inkontinenz

Unbeabsichtigter Gewichtsverlust

Verschlechterung der Bewegungsfähigkeit

Diagnose 13 : Verschlechterung des Allgemeinzustandes S. 398

Bestimmende Merkmale: Veränderte Stimmungslage GDS

Kognitive Verschlechterung MMSE

Hat wenig Appetit Gordon

Verschlechterung Bewegungsfähigkeit

Verschlechterung Kontinenz

Unbeabsichtigter Gewichtsverlust

Diagnose 14: Beeinträchtigte Religiosität S. 407

Bestimmende Merkmale: erschwerte Teilnahme am Gottesdienst.

Aufgrund Mobilitätseinschränkungen ???

Beeinflussende Faktoren: Entfernung zur Kirche

Diagnose 15: Gefahr einer Augentrockenheit S. 424

Risikofaktoren: hohes Alter 87 J.

Weibliches Geschlecht

Schädigung des linken Auges nach Unfall

Diagnose 16: Gefahr einer Hautschädigung S. 431

Risikofaktoren: Urin auf der Haut

Diabetes mellitus

Diagnose 17:   **Sturzgefahr S. 440**

Risikofaktoren: Alter 87 J.

Alleinstehend, Stürze in Vergangenheit, Gebrauch von Gehstock, Antihypertensiva, kognitive Beeinträchtigung, Sehstörung, Schlaflosigkeit, Hörstörung, Gangunsicherheit, Inkontinenz, Mobilitätsbeeinträchtigung

16

Diagnose 18: Beeinträchtigtes Wohlbefinden S. 470

Bestimmende Merkmale: schläft nachts nicht durch

Beeinflussende Faktoren: Harninkontinenz

Eingeschränkte Gehfähigkeit

Schmerzen

Diagnose 19: Chronischer Schmerz S. 474

Bestimmende Merkmale: lehnt VRS ab, hat Schmerzen im Rücken und den Beinen.

Nimmt Bedarfsmedikation selten

Beeinflussende Faktoren: Degeneratives BWS Syndrom, Z. n. TEP Hüfte rechts und

links, Z. n. TEP Knie rechts

4   Priorisierte Pflegediagnosen

Weil Fr. L. ihre Schlafstörung durch ausreichende Ruhephasen am Tag ausgleicht wird auf diese Diagnose muss diese Diagnose nicht näher behandelt werden. (Diagnose 2)

Auf Kontinenzförderung wird ebenfalls nicht weiter eingegangen, weil Fr. L. in der Lage ist sich selbstständig mit aufsaugenden Produkten zu versorgen. (Diagnose 1)

Priorisiert werden hier im Fall die Diagnosen: Wissensdefizit (Diagnose 11) im Zusammenhang Chronischer Schmerz (Diagnose 19) und Sturzgefahr (Diagnose 14).

Chronischer Schmerz ist vorrangig, weil Schmerzen Einfluss auf die Bewegungsfähigkeit und das Wohlbefinden haben *Vgl. (Büscher et al. 2014, 83).* Somit können ebenfalls die Diagnosen: Beeinträchtigtes Wohlbefinden (Diagnose 18) und Beeinträchtigte Gehfähigkeit (Diagnose 3) positiv beeinflusst werden. In punkto Schmerzen besteht bei Fr. L. ein Wissensdefizit (Einreibungen mit Franzbranntwein). Durch adäquate Beratung kann Einfluss auf das Schmerzerleben und die Schmerztherapie von Fr. L. genommen werden.

Stürze im häuslichen Bereich sind eine häufige Ursache für einen Einzug in ein Pflegeheim. Eine sturzbedingte Fraktur führt häufig zu Mobilitätseinschränkung und Abhängigkeit bei der Körperpflege und Ausscheidung. Wohlbefinden und Lebensqualität sinken *Vgl. (Büscher et al. 2013, 44-46).*

Damit Fr. L. möglichst selbstständig in ihrer Wohnung verbleiben kann, gilt es ein Sturzereignis mit frakturbedingen Folgen zu vermeiden. Wohlbefinden und Lebensqualität sollen erhalten werden. Durch gezieltes Training der Muskulatur und des Gleichgewichtssinns kann die eingeschränkte Gehfähigkeit (Diagnose 3) evtl. verbessert werden. Der Diagnose: Beeinträchtigte Religiosität (Diagnose 14) kommt die verbesserte Gehfähigkeit ebenfalls zu Gute.

5 Planung der Ziele und Maßnahmen

Wissensdefizit

Merkmal 1:	**Fehlendes Wissen zum Thema Schmerz (Einreibungen mit Franzbrandwein statt Bedarfsmedikation)**
Ziel 1:	Hat Wissen zum Schmerz
Maßnahme 1:	Aufklärungsgespräch zum Thema Schmerzmythen, Schmerzspitzen, medikamentöse und nicht medikamentöse Therapien (Sinnhaftigkeit der Dauer- und Bedarfsmedikation) unter ärztlicher Rücksprache *Vgl. (Büscher et al. 2014, 67-69).*

Merkmal 2:	**Gibt keine Information zur VRS**
Ziel 2:	Gibt Auskunft über Schmerzqualität und Schmerzquantität
Maßnahme 2:	Beratungsgespräch zur Förderung der Compliance, Aufklärung über den Sinn der Schmerzerhebung, Erfragen warum Fr. L. keine Auskunft geben will *Vgl. (Büscher et al. 2014, 98-101).*

Merkmal 3:	**nimmt selten Bedarfsmedikation**
Ziel 3:	Kann adäquat mit angepasster Bedarfsmedikation umgehen
Maßnahme 3:	*Derzeit ist keine sinnvolle Schmerztherapie angeordnet. Als Dauermedikation könnte ein Morphinpflaster (z.B. Durogesic 12,5 Mikrogramm/h) angeordnet werden. Schmerzspitzen könnten z.B. mit Novalgin 20-40 Tropfen 3-4 x täglich bei Bedarf abgefangen werden. Diclofenac oder Ibuprofen*

könnten morgens und abends in retardierte Form gegeben werden. Außerdem könnten Einreibungen mit Diclofenac Salbe stattfinden. Eine gemeinsame Visite mit der Hausärztin ist zu veranlassen   Vgl. (Büscher et al. 2014, 34-36).

Chr. Schmerzen

Merkmal 1:   **hat Schmerzen im Rücken und den Beinen**

Ziel 1:   Wohlbefinden ist verbessert

Schmerzquantität ist reduziert kleiner 3 VRS

Maßnahme 1:   Erarbeitung eines Therapieplanes mit Frau L. Der Therapieplan erfasst Schmerzstärke und Schmerzcharakter, sowie Tätigkeiten bei den Schmerzen auftreten oder verringert sind *Vgl. (Büscher et al. 2014, 98-101).* Der Plan regelt den Umgang und Absprachen mit der Dauer- und Bedarfsmedikation seitens der Patientin *Vgl. (Büscher et al. 2014, 43).*Außerdem werden nichtmedikamentöse Maßnahmen wie z.b. Wärmeanwendungen vereinbart *Vgl. (Büscher et al. 2014, 148-149).* Der Einfluss von Schmerz auf die Bewegungsfähigkeit muss ermittelt werden.

Sturzgefahr

Merkmal 1:   **hat wackeligen Gang**

Ziel 1:   Sturzgefahr ist reduziert

Maßnahme 1:   Beratung, dass Gehstock oder Möbel zur Stütze immer in der Nähe sein sollen. Bei weiteren (bis 200m) Strecken soll Fr. L. mit Rollator laufen *Vgl. (Büscher et al. 2013, 75).*

Eine Überprüfung und ggf. Anpassung der Wohnumgebung muss angeboten werden *Vgl. (Büscher et al. 2013, 84).*

Merkmal 2:   **alleinstehend, Stürze in Vergangenheit, keine Hilfsperson im Haus**

Ziel 2:   kann Hilfe nach einem Sturz herbei holen

Maßnahme 2:   Gespräch über die Installation eines Hausnotrufsystems

Merkmal 3:   Z. n. Synkope 2004, Kreislaufregulationsstörungen, nimmt
                     Antihypertensiva

Ziel 3:   Vermeidung von sturzbedingten Frakturen

Maßnahme 3:   Abklärung der Aktualität der medizinischen Diagnosen, sowie ggf.
                     Anpassung/Reduktion der antihypertensiven Medikation *Vgl.*
                     (Büscher et al. 2013, 32).

                     Beratung: Sturzprotektoren *Vgl. (Büscher et al. 2013, 32-33)*

                     Weitere Diagnostik: Wie kam es zu Sturzereignissen in der
                     Vergangenheit? Besteht Schwindel?

Merkmal 4:   **Sehstörung auf rechtem Augen, linkes Auge blind**

Ziel 4:   Sturzgefahr ist reduziert

Maßnahme 4:   Augenarzttermin mit Sohn abklären, ggf. Brille anpassen lassen *Vgl.*
                     (Büscher et al. 2013, 32)

Merkmal 5:   **Stürze in Vergangenheit**

Ziel 5:   Wohlbefinden und Lebensqualität sind weitestgehend erhalten.
                     Vermeidung von sturzbedingten Frakturen

Maßnahme 5:   Stärkung der Muskulatur und Verbesserung des Gleichgewichtssinns
                     durch Übungen in Absprache mit der Physiotherapie. Gemeinsames
                     Erstellen eines Übungsplans, welchen Fr. L. täglich selbstständig
                     durchführt *Vgl. (Büscher et al. 2013, 79-83).*

6 Literaturverzeichnis

AGAST (1995): Geriatrisches Basisassessment. Handlungsanleitungen für die Praxis. Arbeitsgruppe Geriatrisches Assessment (AGAST). München: Medizin Verlag München (MMV)

Beckmann, M. (2011): Bewegungsanalyse (BWA) bei liegender/em bzw. sitzender/em Betroffener/em. Moodle M7 Beckmann: Klinische Urteilsfähigkeit, verstehende Diagnostik und Prozessgestaltung | B.Sc. Pflege | WS 2014/15. Graue Literatur. Frankfurt am Main: Frankfurt University of Applied Sciences

Beckmann, M. et al. (2009): Checkliste Hautbeobachtung modifiziert nach Guhlich 1991. Moodle M3 Grundlagenmodul Pflegehandlungen 1. Sem. B.Sc. Pflege | WS 2013/14. Graue Literatur. Frankfurt am Main: Frankfurt University of Applied Sciences

Büscher, A. et al. (2014): Expertenstandard Schmerzmanagement in der Pflege bei chronischen Schmerzen. Deutsches Netzwerk für Qualitätsentwicklung in der Pflege (DNQP). Osnabrück: Hochschule Osnabrück

Büscher, A. et al. (2013): Expertenstandard Sturzprophylaxe in der Pflege. Deutsches Netzwerk für Qualitätsentwicklung in der Pflege (DNQP). Osnabrück: Hochschule Osnabrück

Jeliek, A. (2013): Arzneimittellehre für Pflegeberufe. München: Elsevier Verlag

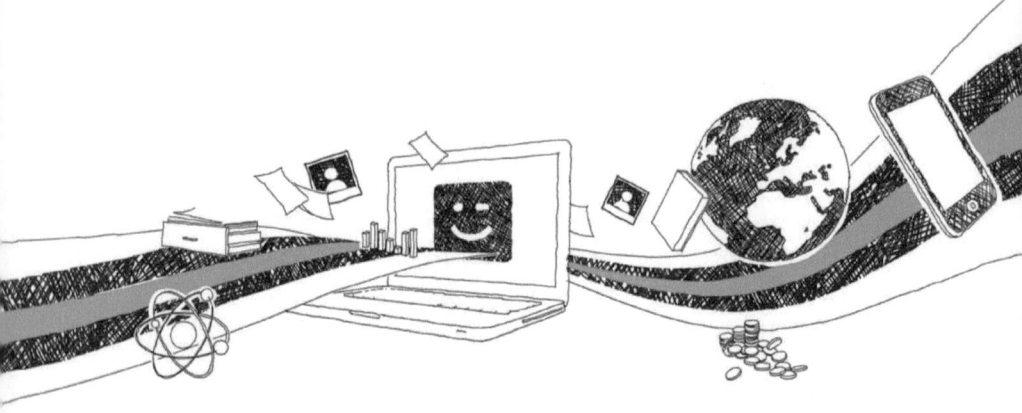
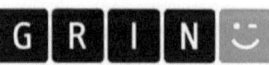